RÉPONSE

AUX

REMARQUES CRITIQUES

DE M. DUFAU,

Sur le Parallèle des Eaux minérales d'Allemagne.

RÉPONSE

AUX
REMARQUES CRITIQUES
DE M. DUFAU,

MÉDECIN DE DAX,

Sur le Parallèle des Eaux minérales
d'Allemagne ;

Par M. RAULIN, Docteur en Médecine,
Pensionnaire & Médecin ordinaire du Roi,
Inspecteur général des Eaux minérales,
Censeur Royal, de la Société Royale de
Londres, des Académies des Belles-Lettres,
Sciences & Arts de Prusse, de Bordeaux,
&c. &c.

A AMSTERDAM;

Et se trouve A PARIS,

Chez P. FR. DIDOT le jeune, Libraire,
quai des Augustins.

M. DCC LXXVIII.

RÉPONSE

AUX
REMARQUES CRITIQUES
DE M. DUFAU,

Sur le Parallèle des Eaux minérales d'Allemagne.

CES remarques de M. Dufau font insérées dans le Journal de Médecine du mois de mai de cette année (1778): les éditeurs du Journal y ont ajouté des notes qui n'y dérogent point. L'auteur & les éditeurs n'ont eu en vue fans doute que le bien public; ils ne trouveront pas mauvais qu'animé du même zèle, je les inftruife fur les écarts &

les erreurs qu'ils y ont commis , & qui
feroient plus dignes du filence que
d'une judicieufe critique , fi l'humanité
n'y étoit pas intéreffée. Je répondrai
d'abord à M. Dufau , & je ferai con-
noître enfuite l'inconféquence des notes des éditeurs.

M. Dufau dit qu'*il a trouvé princi-*
palement dans les eaux de Pouillon, du
fel marin & de la terre calcaire , ainfi
que Venel & d'autres chimiftes ; d'où
il tire des conféquences fauffes, toutes
déduites de faux principes.

La bafe terreufe du fel marin dans
les eaux de Pouillon , eft de la magnéfie. Quant à la terre calcaire, il n'y en a
point, par la raifon que l'alkali volatil,
qui n'a pas la propriété de décompofer
le fel terreux de ces eaux , décompofe
les fels à bafe calcaire(1) ; d'autres chimiftes affirment que cette prétendue
terre calcaire exifte dans l'eau de Pouillon, fous un état libre. Cette erreur étoit

____

(1) *Voyez* le Parallèle, p. 13 & p. 192.

regardée en chimie, avant la publica-
tion du Parallèle, comme une vérité
démontrée ; & depuis elle a été foi-
gneufement confervée dans la nouvelle
édition du Dictionnaire de Chimie. Il
ne peut point exifter de terre calcaire
dans l'eau, fans avoir été diffoute par
un acide. M. Dufau n'a point connu la
nature de cet acide ; il auroit été em-
barraffé de le démontrer, s'il avoit en-
trepris d'en faire la recherche. Les éditeurs de la critique n'ont pas même
foupçonné l'impoffibilité de cette combinaifon de la terre calcaire avec l'eau,
fans un intermède.

Il eft de fait que l'eau de Pouillon
contient un abforbant terreux combiné
avec un acide ; on ne peut pas former
de doute fur cette combinaifon. Cet
acide & fa bafe terreufe ont été fuffi-
famment démontrés dans le Parallèle,
par des expériences folides : on trouve
d'ailleurs dans cet ouvrage, des règles
invariables pour ne pas fe tromper fur

la nature d'un alkali terreux quel qu'il
foit. M. Dufau & les éditeurs des Remarques y trouveront des règles de
conduite que, par état, ils n'auroient
pas dû ignorer.

M. Dufau avoue ingénument qu'*il
n'a pas reconnu dans les eaux de Pouillon, le fer que M. Raulin croit y avoir
découvert.*

Le docteur Venel, en faifant des
expériences à la fontaine de Pouillon,
a vu fenfiblement que la poudre de
noix de galle en précipite dans la
minute l'eau en rouge. Lorfque M.
Montaud & moi, en qualité de Com-
miffaires du Roi, avons fait ces mêmes expériences à Dax, fur l'eau de
Pouillon, l'infufion de noix de galle
y a produit dans le moment une couleur rouge tirant fur le violet ; & il eft
conftant qu'à la fource, la rigole qui
fert de décharge à la fontaine, eft en-
duite ou incruftée d'un limon ocreux.
La noix de galle ne prend pas fur l'eau

de Pouillon, tranfportée à Paris; cependant elle y conferve une partie de
fa fubftance martiale, imbue de tout
fon phlogiftique; ce qui eft démontré
dans le Parallèle, en mettant le fer
qui y refte fous l'état falin, par un des
acides minéraux, au moyen de l'alkali
phlogiftiqué (1) : expérience qui n'é-
toit point connue avant cet ouvrage.
Le fer des eaux minérales fe précipite
ordinairement par leur féjour dans les
vafes; mais il en eft, comme il confte
par cette expérience, dans lefquelles
une partie de la fubftance martiale eft
tellement divifée & inhérente, qu'elle
ne s'en fépare que par l'évaporation.
De telles eaux font précieufes en médecine, puifqu'elles confervent la partie la plus effentielle, & la plus efficace
dans les maladies qui exigent l'ufage
de ce métal : il eft-donc évident que
M. Dufau a oublié le réfultat des ex-

______

(1) *Voyez* le Parallèle, pages 26, 27 & 28.

périences qu'il a faites fur l'eau de Pouillon, puifqu'il dit qu'il n'y a pas reconnu de fer.

M. Dufau avoue qu'il n'a pas fait grande attention à l'efprit éthéré volatil que M. Raulin attribue aux eaux de Pouillon.

Il paroît que cet obfervateur exaƈt ne s'eft jamais approché de la fontaine de Pouillon; il n'auroit pu fe méprendre, s'il avoit vu ces eaux à leur fource, fur l'exiftence & l'abondance du principe éthéré minéral dont elles font imbues. Elles fourdent, par petits filets, du fond de leur baffin, & forment à la furface des bulles & des jets très-nombreux, qui fe fuccèdent continuellement, & qui la couvrent en certains temps (1). L'exiftence de ce principe dans l'eau de Pouillon eft confirmée par le témoignage des fens;

―――――――――――――――

(1) *Voyez* le Traité analytique, tome 11, page 161.

on verra plus bas qu'elle l'eſt auſſi par l'obſervation.

. M. Dufau reproche à M. Raulin *que le parallèle des eaux de Sedlitz & de celles de Pouillon n'eſt pas exact.*

Le parallèle ne regarde que la vertu purgative de ces deux eaux ; j'en ai établi la différence en rapportant les différens principes dont les unes & les autres ſont imbues. Les eaux de Pouillon ſont riches en principes minéraux, celles de Sedlitz ne contiennent qu'un ſel purgatif, ſeul principe qu'on y reconnoît en France : cependant Hoffman y trouvoit à la ſource un peu de terre crayeuſe, ce qui inſinue déja que nous n'en recevons que de factices. Du temps d'Hoffman, les eaux de Sedlitz purgeoient à la doſe d'une livre de médecine ; chaque livre d'eau contenoit deux gros & quelques grains d'un ſel amer. En France, & de nos jours, les eaux de Sedlitz ne purgent qu'aux doſes de deux, trois & quatre livres :

à cette dernière dose, elles contiennent une once cinq gros de sel. L'é-
norme différence qui se trouve entre
ces doses, telles qu'elles étoient du
temps d'Hoffman, & celle d'aujour-
d'hui, démontre évidemment que les
eaux de Sedlitz ont dégénéré, ou que
nous n'en recevons en France que de
factices, malgré tous les soins que l'on
se donne pour les avoir de la source
même, sans altération; ce qui ne peut
que les rendre aussi dangereuses qu'elles
sont infidèles.

La dose ordinaire du sel cathartique
contenu dans les eaux de Pouillon, que
l'on prend depuis deux livres jusqu'à
quatre, est de deux gros & onze grains
pour les tempéramens délicats, de trois
gros & un scrupule pour les tempéramens robustes, & enfin pour les plus
forts, de quatre gros & un scrupule.
Cette différence de doses entre les sels
que contiennent les eaux de Sedlitz &
celles de Pouillon, est encore une

preuve bien convaincante, que ces dernières méritent la préférence sur les autres.

Le sel des eaux de Sedlitz est semblable au sel d'Epsom, que l'on croit provenir de la source de ce nom qui est en Angleterre. Hoffman observe qu'une livre d'eau de la fontaine d'Epsom ne donne qu'un gros de sel, & qu'il n'est pas possible que la source de cette fontaine fournisse la grande quantité qu'on en débite dans toutes les parties de l'Europe, à moins de douze sous la livre. On a fait des recherches, d'après ces observations ; on a reconnu que le sel d'Epsom qu'on débite dans l'Europe, est factice, & qu'on le retire de l'eau-mère du sel commun. La même infidélité, la même fraude, ont lieu dans la composition des eaux de Sedlitz, qui ne sont minéralisées que par une dissolution du sel amer, que l'on retire de l'eau-mère qui reste après qu'on a fait cristalliser le sel commun.

Les prétendus fels d'Epfom & de Sedlitz font purgatifs & à bafe terreufe : l'un & l'autre tiennent de la qualité du fel marin, mais ils n'ont pas de principe propre à modérer leur âcreté ; ce qui fait que leur diffolution dans l'eau commune ne fauroit jamais compofer des eaux qui puffent imiter celles des fources. Les fels même que l'on retireroit des eaux d'Epfom & de Sedlitz, n'auroient pas les mêmes vertus que leur propre fel diffous naturellement dans l'eau de ces fources ; le peu de fel marin qu'elles contiennent à bafe terreufe, eft incriftallifable, il dóit néceffairement refter dans l'eau après la criftallifation, & y former une efpèce d'eau-mère : d'ailleurs on a obfervé que le fel que l'on retire des fources d'Epfom & de Sedlitz doit être employé prefque à double dofe, pour rendre l'eau commune purgative par leur diffolution dans une égale quantité que celle qui purge en venant de la fource.

M. Dufau ne convient pas que les eaux de Pouillon caufent moins d'irritation que celles de Sedlitz ; que la vertu purgative des eaux de Pouillon provienne de leur efprit éthéré volatil ; qu'elles contiennent plus de cet efprit que les eaux de Sedlitz, qui, felon Hoffman, à ce que prétend M. Dufau, en font abondamment pourvues ; & que la petite quantité de fubftance martiale qu'elles peuvent contenir, produife quelque effet qui mérite attention. Je réponds à tous ces objets, en éclairciffant les doutes de M. Dufau.

La bafe terreufe des eaux de Sedlitz eft la magnéfie combinée avec l'acide vitriolique ; la bafe terreufe des eaux de Pouillon eft la magnéfie combinée avec l'acide marin. L'acide vitriolique eft plus âcre & plus cauftique que l'acide marin, & l'acide marin eft plus doux & a moins d'action fur les fubftances quelconques que l'acide vitriolique : le principe fixe des eaux de

Sedlitz eſt donc plus âcre & plus irri-
tant que celui des eaux de Pouillon.
M. Dufau a trop de ſagacité pour ne
pas adopter cette conſéquence, & il
eſt trop juſte pour ne pas avouer ſon
erreur.

Hoffman, dans l'article de ſes ouvrages où il traite des eaux minérales
de Sedlitz, ne fait pas mention de leur
eſprit éthéré minéral : cependant M.
Dufau affirme, dans ſes Remarques,
que cet auteur dit qu'elles en ſont
abondamment pourvues ; ce qui n'eſt
point. Il paroît évident que, ſi elles en
étoïent auſſi ſenſiblement & auſſi évidemment pourvues que celles de Pouillon, cet auteur n'auroit pas manqué
d'en faire l'obſervation, puiſque les
eaux minérales de Sedlitz étoient ſes
eaux favorites. C'eſt une petite infidélité que Hoffman ne pardonneroit peut-
être pas à M. Dufau.

On voit en pluſieurs endroits du
Traité analytique & dans le Parallèle,

que l'efprit éthéré des eaux minérales leur donne de l'activité, & augmente leurs vertus ; que cet efprit tient de la nature du principe fixe des eaux qui en font imbues ; que l'un & l'autre proviennent de la même fource, & qu'ils ne diffèrent entr'eux que par la fixité, la volatilité, &c. Si ces démonftrations n'ont pas affez de force pour perfuader M. Dufau, il eft jufte de le tirer de l'erreur, & de le convaincre par le fentiment d'Hoffman qui mérite fa confiance.

Il n'eft pas de doute, dit cet auteur célèbre en traitant des eaux minérales en général, qu'outre les parties falines fixes qu'elles contiennent, elles ne foient imbues d'un efprit éthéré élémentaire qui, par fa ténuité, pénètre dans les plus petits vaiffeaux capillaires, donne aux eaux plus d'activité, & augmente leurs vertus ; effets que Hoffman attribue, non-feulement aux eaux de Sedlitz, mais à toutes les eaux minérales en général. Les eaux de Sedlitz n'ont donc rien de particulier, quant à leur efprit éthéré, qui les diftingue des autres ; toutes les eaux minérales en font pourvues, les unes plus, les autres moins : celles de Pouillon le font infiniment plus que celles de Sedlitz, comme il paroît par le témoignage des fens ; je l'ai déja obfervé.

Combien d'eaux acidules, combien de fulfureufes n'a-t-on point découvert, qui n'ont d'autre principe qui les minéralife que l'efprit éthéré volatil minéral dont elles font imbues ? Cependant, fi l'on fait ufage des premières, elles caufent de légères ivreffes, relèvent le ton d'un eftomac relâché, remédient aux affections nerveufes, &c ; les autres rétabliffent des poitrines affectées, remédient à des fuppurations, diffipent des humeurs dartreufes, calment des douleurs rhumatifmales, lèvent des obftructions ,

ramolliffent des vifcères engorgés ,
&c (1).

Les eaux de Lamotte font laxatives
& purgatives, depuis deux livres juf-
qu'à trois ; cependant elles ne contiennent par livre qu'environ fept grains
de fubftance cathartique fixe, qui con-
fifte en deux grains de fel d'Epfom,
trois grains de fel marin à bafe alka-
line, & deux grains & demi de fel marin à bafe terreufe.

La fontaine de Vals-la-Marquife ne
contient par livre que quelques grains
de fel cathartique ; cependant elle eft
laxative & purgative.

L'eau de Vals de la fontaine la Dominique eft un puiffant émétique, elle
fait vomir à la dofe de deux ou trois
verres ; chaque livre de ces eaux ne
contient qu'environ fept grains de vitriol martial, deux grains d'alun, deux

____

(1) *Voyez* le Traité analytique, tome II,
page 41 & fuivantes.

grains de terre argileufe , & un peu plus d'un demi-grain de fer : cependant, une livre de l'eau de la Dominique produit cet effet d'autant plus furprenant, qu'on n'a pu y découvrir, par l'analyfe la plus exacte, le moindre indice de fubftance cuivreufe. Lorfqu'on a expofé cette eau fous le récipient de la machine pneumatique, il s'en eft échappé au premier coup de pifton des bulles très-fines, qui, après quelques coups de pifton, s'élevoient de l'eau avec un telle rapidité, qu'on auroit dit que c'étoit le feu qui la faifoit bouillir. La vertu émétique de l'eau de la Dominique ne peut donc provenir que de l'efprit éthéré minéral dont elle eft imbue ; on ne peut l'attribuer à d'autre principe ni à d'autre caufe.

On a vu dans le Traité analytique (1), que deux livres d'eau com-

---

(1) Tome 11, page 20 & fuiv.

mune n'ont pu diſſoudre toute la ſubſtance ſaline des eaux de Pouillon, qui,
à la ſource, ſe tenoit en diſſolution
dans une égale quantité d'eau : il en
eſt de même de preſque toutes les ſour-
ces minérales : n'eſt - il pas ſenſible
qu'il ſe perd par l'évaporation un principe volatil qui tenoit ces ſels en dif-
ſolution ?

Toutes les eaux minérales, principalement celles qui ſont les plus ſpiri-
tueuſes, ne perdent-elles pas leur goût,
leurs qualités, leurs vertus, par une
évaporation ſpontanée ? M. Dufau doit
me tenir lieu de ma complaiſance pour
entrer dans un ſi long détail; mais il
étoit eſſentiel de le tirer de l'erreur ſur
des faits qu'un médecin ne doit pas
ignorer.

La petite quantité de ſubſtance fer-
rugineuſe qui reſte dans les eaux de
Pouillon tranſportées à Paris, y exiſte
de façon à pouvoir produire de très-
bons effets dans des maladies aux-

quelles l'ufage de ce métal eft néceffaire. J'ai obfervé dans le Parallèle (1),
que les eaux minérales de Chateldon,
qui ne donnent par livre qu'un grain
de fubftance martiale, font préférables
en cela à celles de Spa, qui en donnent
trois par une même quantité d'eau. On
n'obtient par livre des eaux minérales
de Lamotte, qu'un demi-grain de fer;
cependant elles produifent dans les
embarras & les obftructions des vifcères de l'abdomen, les effets les plus
fenfibles & les plus heureux. Le fer qui
refte à Paris dans les eaux minérales
de Pouillon, fous la forme métallique
& avec tout fon phlogiftique, produira
toujours de meilleurs effets que n'en
produiroit une plus grande quantité
fous une forme différente.

M. Dufau ajoute à de fauffes conféquences, des infidélités qu'il ne fe feroit
pas permifes, s'il les avoit comprifes.

_____

(1) Article XVIII, page 122 & fuiv.

Il dit, d'après moi (felon lui), que la félénite de l'eau de Pouillon est une combinaison de la terre alumineufe avec l'acide vitriolique ; je dis au contraire très-formellement, dans le Parallèle (1), que cette efpèce de félénite est un compofe de terre alumineufe & d'acide marin. Je ne puis pas me difpenfer de rapporter une méprife de M. Dufau, qui fans doute a été faite de très-bonne foi.

Si le fel marin, dit ce judicieux critique, eût eu les propriétés que M. Raulin lui attribue, les chimiftes auroient pu fe difpenfer des foins qu'ils fe font donnés pour imaginer & préparer des fels purgatifs plus doux & plus analogues à la délicateffe de nos entrailles, tels que les fels cathartiques amers, d'Epfom, de Sedlitz, de Glauber, &c. Pourquoi cet &c cætera ? M. Dufau pouvoit ajouter les vitriols & les aluns,

---

(1) Page 23.

qui, comme les autres, auroient mé-
rité, felon cet ingénieux critique, d'a-
voir été *imaginés & préparés par les*
chimiftes; mais malheureufement pour
fon opinion, la nature s'en étoit em-
parée, elle avoit pris les devans. Le fel
d'Epfom de Lorraine eft un fel de
Glauber naturel : il s'en trouve auffi
dans les eaux minérales.

M. Dufau peut-il ignorer, après
cinquante ans de pratique en médecine, que tous les fels qu'il vient de
donner pour des préparations chimiques, font des fels naturels préparés
par la nature fans le fecours de l'art ?
Si les éditeurs de la critique avoient
connu cette erreur, auroient-ils pu la
paffer à M. Dufau, & pouvoient-ils
l'ignorer eux-mêmes ? Si, à ces fels
donnés mal-à-propos comme factices,
ils avoient fubftitué le fel végétal, le fel
de Seignette, la terre foliée de tartre,
&c. on auroit pu croire qu'ils avoient
quelque connoiffance en chimie ; mais

que

que peut-on penſer d'eux après de pa-
reils exemples ? que peut-on penſer de
leur penchant pour la critique ?

Ç'en eſt aſſez pour être convaincu
que M. Dufau ne connoît pas les eaux
de Pouillon, qu'il ignore leurs vrais
principes, & qu'il ſe fait illuſion ſur
les effets qu'elles peuvent produire,
qui ſont totalement oppoſés à ceux
qu'il leur ſuppoſe gratuitement. Ces
eaux ne cauſent point d'irritation par
leur uſage ; elles n'agacent ni les entrailles ni le genre nerveux ; elles purgent modérément ; &, ſi l'on en con-
tinue l'uſage à de moindres doſes, elles
guériſſent d'un nombre de maladies
chroniques, principalement de celles
qui ſont indiquées dans le ſecond volume du Traité analytique & dans le
Parallèle ; ce qui eſt confirmé par des
obſervations multipliées. Cependant
ce remède, comme tous les autres,
même les plus doux & les plus uſités,
doit être placé à propos, & dirigé ſelon

B

les maladies auxquelles il eft propre,
& felon la différence des tempéramens
de ceux qui en font ufage.

PRIX DES NOTES

*Dont les Editeurs du Journal ont
enrichi la Critique de M. Dufau.*

M. Dufau a commencé fes remarques critiques en s'adreffant aux Jour-
naliftes ; il leur dit : » En lifant, Mef-
» fieurs, le Parallèle de M. Raulin, j'ai
» d'abord été furpris de n'avoir rien
» vu de votre part fur cet ouvrage, qui
» eft fufceptible de quelques remar-
» ques. »

 · Réponfe des éditeurs de la Critique.
*Si nous avions pu louer cet ouvrage de
M. Raulin, nous en aurions rendu
compte dès qu'il a paru : cependant,
malgré le refpeƈt que nous portons à ce
vieillard, nous n'euffions point gardé le
filence, fi la critique eût été néceffaire.*

M. Raulin eſt ſi fort perſuadé de la ſu-
périorité de ſes lumières en chimie, & ſa
réputation parmi les Chimiſtes eſt telle,
qu'on peut ſe diſpenſer d'apprécier ſes
productions chimiques.

Si cette réponſe, *venant des Jour-*
naliſtes, ne peut pas m'être injurieuſe,
elle eſt au moins indécente ; voyons ſi
elle eſt juſte. Je donne toute ſa valeur
à l'eſpèce de reſpect qu'ils affectent
pour ma vieilleſſe ; c'eſt auſſi en qualité de vieillard que je vais faire con-
noître leurs erreurs, & peut-être leur
inſuffiſance, afin que le public ne puiſſe
pas être trompé dans la confiance que
leur état de Journaliſtes pourroit lui
inſpirer.

Le Parallèle des eaux minérales que
les éditeurs de la Critique n'ont pu
louer, contient cependant des découvertes qui n'avoient point été faites
avant cet ouvrage, telles que de rendre ſenſible la ſubſtance martiale dans
les eaux minérales, lorſque les moyens

ordinaires font infuffifans pour l'y in-
diquer ; de ne pas confondre la couleur
jaune du précipité mercuriel avec le
turbith minéral ; de ne point conclure,
par la couleur verte du firop violat,
de l'exiftence d'un fel alkali ; la dé-
compofition des vitriols par le fel marin à bafe calcaire ; que le fel marin à
bafe calcaire a la propriété de décompofer les aluns, & généralement tous
les fels neutres qui ont pour acide celui du vitriol ; de reconnoître les dif-
férentes terres abforbantes par de fim-
ples réactifs, & d'expliquer ce phé-
nomène, *découverte très-digne d'attention*, felon l'auteur de la nouvelle édition du Dictionnaire de Chimie, qui
fe l'attribue très-mal à propos, puifqu'elle fe trouve clairement démontrée dans le Parallèle, publié un an
avant la nouvelle édition du Dictionnaire.

Toutes ces découvertes, qui font in-
férées dans le Parallèle, n'ont pas été

fuffifantes pour mériter l'attention des éditeurs du Journal de Médecine ; ne pourroit-on pas croire, s'ils n'ont pas eu des motifs particuliers, qu'ils ne les ont pas connues ? C'eft au public à apprécier leurs talens, leurs connoiffances en cette partie, & à les juger.

Les auteurs du Journal Encyclopédique, plus éclairés fans doute, ont fait l'éloge de ces découvertes, & ils ont prévenu le public que les chimiftes ne les verroient pas avec indifférence (1). Après un tel jugement fur des découvertes utiles à l'humanité, je ne dois pas faire attention au langage & aux expreffions d'une partialité trop marquée, pour faire tort à un ouvrage dirigé uniquement pour le bien public.

La feconde Note des éditeurs ne contient que des allégations & des conféquences manifeftement fauffes ;

____

(1) *Voyez* le Journal Encyclopédique du mois de feptembre 1777.

ſe les rappelle. *M. Raulin dit en différens endroits du Traité analytique, que
l'eſprit éthéré minéral des eaux eſt incoercible ; que la nature a dérobé à nos ſens
le principe volatil des eaux de Pouillon ;
que l'eſprit volatil des eaux minérales
n'eſt autre choſe que l'eſprit de la mine
qui augmente leurs propriétés & leurs
vertus ; & qu'enfin il établit dans le
Parallèle, que l'eſprit éthéré volatil minéral eſt dans les eaux de Pouillon ſenſiblement démontré. Les exemples de
contradiction ſont très-nombreux dans
les écrits hydrauliques de M. Raulin,
&c.*

C'eſt afficher bien des inconſéquen-
ces pour des éditeurs médecins, qui
font le métier de critiques, qui exige
toujours qu'on ait doublement raiſon.
Ces prétendues contradictions ſur l'eſprit éthéré des eaux minérales, m'ont
conduit inſenſiblement à une découverte que l'on devroit regarder ſans
envie.

Jufque vers le milieu de ce fiècle, les phyficiens, les chimiftes, les académies avoient reconnu dans les eaux minérales un principe volatil éthéré minéral, qu'on confidéroit comme l'efprit de la mine qui donnoit aux eaux des qualités médicinales. . . . Le docteur Venel, profeffeur de médecine à Montpellier, s'avifa, vers l'année 1750, de métamorphofer ce principe volatil minéral en air fur-abondant : cette nouveauté plut, elle fut adoptée. Bientôt les phyficiens, les chimiftes, les académies, abjurèrent l'ancien fyftême, & adoptèrent prefque généralement la nouvelle opinion, comme devant être placée parmi les dogmes de la nature. Je fus, long-temps après, chargé par le Gouvernement de m'occuper des eaux minérales ; je comparai l'opinion du docteur Venel avec le judicieux fyftême des anciens ; je pris la défenfe de célui-ci, & m'élevai contre l'autre avec toute la ferveur qu'exi-

geoit la confiance dont on m'avoit honoré. Je publiai en 1772 le premier
volume du Traité analytique ; je commençai, dans cet ouvrage, de fapper
les fondemens de l'hypothèfe de l'air
fur-abondant ; je l'ébranlai dans le fecond volume ; &, dans le Parallèle,
j'en ai enfin démontré le faux par des
expériences réitérées (1) : il eft d'ailleurs conftaté par ces expériences, que
le principe volatil des eaux minérales
eft coercible, & que par conféquent il
n'eft pas air, comme Vanhelmont en
a prévenu dans fes ouvrages.

Avant ces expériences, je croyois,
comme les phyficiens, les chimiftes,
les académies, que ce principe volatil
des eaux minérales étoit incoercible ;
je ne pouvois que lui donner cette
qualité dans le Traité analytique ; j'ai
dû parler un autre langage dans le Parallèle, où il eft prouvé que ce prin-

---

(1) *Voyez* le Parallèle, page 65 & fuiv.

cipe eſt un véritable acide volatil.

Telles ſont les nombreuſes contra-dictions que les Journaliſtes me repro-chent. Je me rétracte d'une opinion généralement reçue, que j'avois adop-tée moi-même : on me fait un crime de littérature d'avoir préféré le vrai au vraiſemblable, & on ne rougit pas de m'avoir fait cette injuſtice. Que peut-on penſer de ce qu'à la vue de toutes ces découvertes inſérées dans le Paral-lèle, les auteurs des Notes n'y aient rien trouvé qui méritât leur attention ? Sans doute qu'ils ſont excuſables en ce qu'ils ne les ont pas connues.

Quand on eſt initié à faire de pa-reilles critiques, on peut hardiment tronquer des paſſages, mutiler des phraſes, & en impoſer par de fauſſes citations ; c'eſt ce qu'ont fait les édi-teurs, ſans ſe formaliſer de la fidélité qu'ils doivent au public. *M. Raulin*, diſent-ils, *reconnoît un eſprit de la mine, un eſprit éthéré des eaux de Pouillon, &*

que c'eſt à cet eſprit qu'il attribue l'effi-
cacité des eaux de Pouillon, & ſur-tout
leur vertu purgative.

J'ai donné aſſez de preuves que les
eaux de Pouillon ſont imbues d'un
principe volatil minéral; mais je n'ai
jamais attribué à ce principe leur vertu
purgative : j'ai dit au contraire, p. 191
du ſecond volume du Traité analytique, que ce principe volatil des eaux
de Pouillon *ajoute conſidérablement à*
l'action purgative du ſel neutre qu'on en
retire par l'évaporation, qui perd de ſa
vertu purgative lorſqu'il eſt ſéparé du
principe volatil qui lui donnoit de
l'activité dans l'eau.

Les éditeurs terminent leurs Notes
critiques en diſant *que M. Raulin ſup-*
poſe gratuitement l'eſprit éthéré dans les
eaux minérales. S'ils avoient compris
ce que j'ai dit de cet eſprit éthéré, ils
auroient été convaincus de ſon exiſ-
tence, en liſant le Parallèle, où il eſt
démontré qu'il rougit la teinture de

tournefol, & neutralife l'huile de tartre ; que l'huile de tartre faturée d'un
tel acide, acquiert la propriété de pré-
cipiter en blanc une diffolution mer-
curielle ; au lieu que cette huile, avant
fa combinaifon avec l'efprit éthéré,
précipite toujours une diffolution mer-
curielle en couleur de brique.

A la vue de toutes ces injuftices,
je ne puis qu'en plaindre les auteurs,
& me taire.

F I N.